AF298449

GUÉRISON

DES

DÉFAUTS DE PRONONCIATION

(APPLICATION PRATIQUE DE LA PHONÉTIQUE EXPÉRIMENTALE)

PAR

Adolphe ZÜND-BURGUET

DIRECTEUR DU GYMNASE DE LA VOIX
EX-ATTACHÉ AU LABORATOIRE DE PHONÉTIQUE EXPÉRIMENTALE
DU COLLÈGE DE FRANCE

PARIS (8e)

GYMNASE DE LA VOIX

48, RUE DE ROME, 48

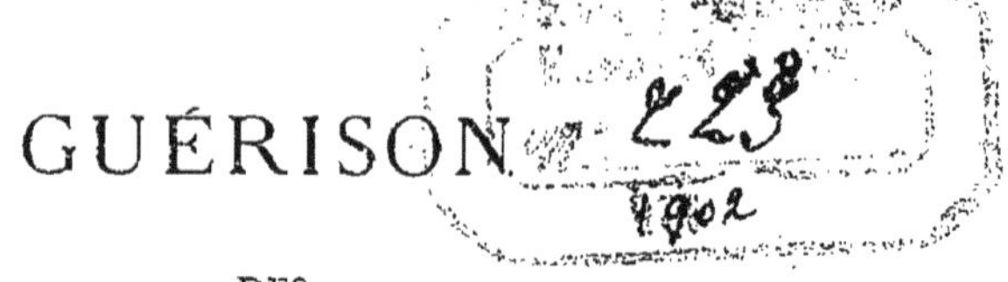

TRAVAUX SCIENTIFIQUES DE L'AUTEUR

I. — PUBLICATIONS SCIENTIFIQUES

1. **La phonétique expérimentale** appliquée à l'enseignement des langues vivantes. Paris, 1898.

2. **Applications pratiques** de la phonétique expérimentale. Paris, 1899.

3. **De la prononciation de l'S et du CH**. Paris, 1899.

4. **Emploi du signal du larynx**. Paris, 1899.

5. **Praktische Uebungen zur Aussprache des Französischen** (Exercices pratiques de prononciation française), H. WELTER, édit. Paris, Leipzig, 1901.

6. **Rééducation linguistique chez un sourd-muet**, etc. Paris, 1901.

7. **De la valeur comparative des procédés médicaux ou chirurgicaux** et des exercices orthophoniques. Paris, 1901.

8. **Défauts de prononciation et anomalies de dentition**. Gymnase de la Voix. Paris, 1902.

9. **Guérison des défauts de prononciation**. Gymnase de la Voix. Paris, 1902.

10. **Formation, rectification et développement de la voix pour le chant et la parole**. Gymnase de la Voix. Paris, 1902.

11. **Enseignement de la prononciation des langues vivantes** par l'application pratique de la phonétique expérimentale (Extrait). Gymnase de la Voix. Paris, 1902.

12. **Méthode pratique-physiologique et comparée de prononciation française**. (Avec 18 planches hors texte et 69 figures). Gymnase de la Voix. Paris, 1902.

La méthode scientifique et pratique, à l'élaboration et au développement de laquelle nous avon consacré ces six dernières années, et, qu'au **Gymnas de la Voix,** nous appliquons avec le plus grand succès à la **Correction des Défauts de Prononciation de toute sorte** — à la **Formation** et au **Développement de la Voix** pour le **Chant** — à l'**Enseignement de la Parole aux Muets, Sourds-Muets** et aux **Enfants arriérés** — ainsi qu'à l'**Enseignement de la Prononciation des Langues Vivantes,** est basée sur l'analyse physiologique et expérimentale des sons du langage.

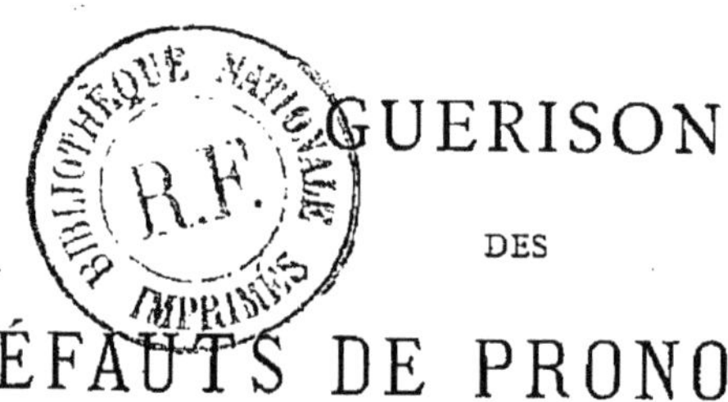

GUERISON

DES

DÉFAUTS DE PRONONCIATION

GUÉRISON

DES

DÉFAUTS DE PRONONCIATION

(APPLICATION PRATIQUE DE LA PHONÉTIQUE EXPÉRIMENTALE)

PAR

Adolphe ZÜND-BURGUET

DIRECTEUR DU GYMNASE DE LA VOIX
EX-ATTACHÉ AU LABORATOIRE DE PHONÉTIQUE EXPÉRIMENTALE
DU COLLÈGE DE FRANCE

PARIS (8e)

GYMNASE DE LA VOIX

48, RUE DE ROME, 48

GUÉRISON

DÉFAUTS DE PRONONCIATION

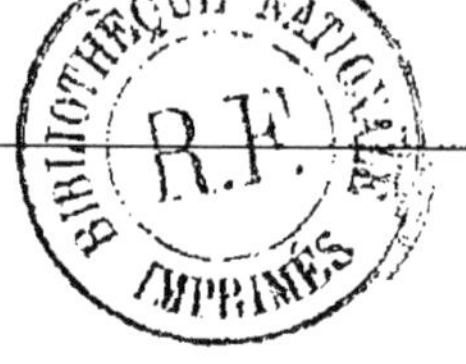

I

CONSIDÉRATIONS GÉNÉRALES SUR LES DÉFAUTS DE PRONONCIATION

Comme les enfants commencent à parler de très bonne heure, et que, la plupart, fort heureusement d'ailleurs, réussissent à articuler les sons dont se compose leur langue maternelle sans aucun enseignement spécial, on a l'habitude de n'attacher aucune importance à cet apprentissage du langage. On est porté à croire qu'il ne suppose aucun effort de la part des enfants, sans doute parce que les efforts accomplis ne sont pas visibles, et aussi parce que nous avons perdu tout souvenir des premières années de notre vie, partant de notre propre expérience. Les mères elles-mêmes, professeurs de langue par excellence, ne se rendent généralement pas compte du travail considérable que leurs fils et filles doivent accomplir pour arriver à prononcer les phrases les plus simples.

Mais il y a pis encore que cette indifférence. Comme on prend pour beau et bon tout ce que font ces petits anges terrestres, on se plaît à imiter leur babillage. Au lieu de les aider dans leur travail inconscient, en leur servant d'exemple, on ne trouve rien de mieux que de prononcer incorrectement comme eux. C'est si joli de les entendre dire avec leur langue entre les dents : *petite Sužanne a manžé ša šoupe* ou *že veux aller séser mon seval dans la salle à manzer,* etc. Et si l'on ne va pas toujours jusqu'à prétendre que ce langage leur donne un air d'originalité et démontre leur intelligence, du moins trouve-t-on que cela les distingue des autres qui disent d'une façon si banale : *Suzanne a mangé sa soupe* ou *je veux aller chercher mon cheval dans la salle à manger,* etc.

Plus tard, quand l'enfant est devenue une fillette et que ses petites amies se moquent d'elle, la mère commence, sinon à s'inquiéter, du moins à se demander pourquoi son enfant ne parle pas comme toutes les autres. Elle l'avertit de son défaut, elle la réprimande, elle la trouve ridicule et la punit, mais elle ne la guérit point. Et à qui la faute, si les choses se passent ainsi ? Certainement pas à l'enfant. La domestique se charge de faire part des inquiétudes de sa maîtresse à toutes les commerçantes du quartier. La bouchère prétend avoir connu une fillette qui était exactement dans le même cas et s'était corrigée toute seule peu de temps après sa formation. La laitière cite l'exemple d'une enfant qui, après avoir parlé horriblement mal, pendant dix-neuf ou vingt ans, avait, comme par enchantement, changé du coup sa mauvaise prononciation. Alors, puisque l'une s'est corrigée à treize, l'autre à vingt ans, il faut tout d'abord attendre patiemment la formation de la jeune fille. Les années se passent et la pauvre enfant continue plus que jamais à mal prononcer. Ajoutez à cela que la conscience de son infirmité la rend timide et lui donne un air stupide. Que voulez-vous faire ? c'est que la bouchère s'est trompée, mais sûrement la laitière aura raison, à moins toutefois qu'elle n'ait tort aussi. Et c'est ce qui est arrivé dans le cas auquel nous faisons ici allusion.

A l'âge de vingt et un ans la jeune fille est demandée en mariage. Le parti est excellent et tout semble marcher à souhait. Mais la malheureuse appréhende le jour où elle devra parler au jeune homme pour la première fois, et sentant bien que sa mauvaise prononciation pourra lui faire du tort, elle s'en ouvre à sa mère. « Voyons donc, lui répond celle-ci. Tu ne sais pas dire les *s*, tu prononces mal les *l*, il est vrai ; mais tranquillise-toi, le jeune homme ne regardera sûrement pas à cela, car ce n'est rien du tout. Et puis tu n'auras qu'à t'observer un peu, et à choisir des mots sans *s* et sans *l*. » Malheureusement le jeune homme ne considère pas que « ce n'est rien » et préfère le sacrifice d'un bon parti à la dure nécessité d'entendre tous les jours une affreuse prononciation dans la bouche de sa future femme et plus tard, très probablement aussi, dans celle des enfants qui pourraient leur venir.

Cette histoire qui semble faite à plaisir n'est que l'expression de la plus pure vérité. Il n'y manque que les noms propres.

Il convient d'ajouter que vers l'âge de treize ans, l'existence de végétations adénoïdes ayant été soupçonnée, l'enfant fut amenée chez un spécialiste qui conseilla et pratiqua l'intervention. Aux parents qui demandaient quelle influence possible cette opération pourrait avoir sur le clichement, le médecin avait laissé espérer qu'elle serait suivie d'un effet favorable ; malheureusement les prévisions ne se trouvèrent pas justifiées, car non seulement la guérison ne survint pas, mais il n'y eut même pas d'amélioration. Cela ne pourrait nous surprendre, et pour notre compte, nous estimons que l'ablation des végétations adénoïdes, aussi bien que la section du filet de la langue, comme on le verra un peu plus loin, ne sauraient avoir sur le zézaiement ou le clichement et quantité d'autres troubles de prononciation qu'un effet purement négatif. Aussi toutes les tentatives de ce genre sont-elles, en pareil cas, vouées à un insuccès certain.

Depuis, la mère de cette jeune fille s'est décidée à

nous charger de son éducation orthophonique. L'efficacité du traitement a été complète. Le défaut a entièrement disparu, la physionomie a pris un air gracieux et intelligent.

Voici une autre histoire qui, pour l'intérêt, ne le cède en rien à la précédente. Mlle X... a dix-neuf ans. Elle est très intelligente et désireuse de se consacrer à l'enseignement de la langue allemande. Elle n'a jamais su prononcer les *l* qu'elle a régulièrement, remplacées par une sorte d'*n* mouillée tout à fait gutturale (voir figures 1 et 2). Ainsi, au lieu de *Lilie lit la leçon lentement*, elle disait *gnignie gnit gna gneçon gnentement*, et la phrase allemande, par exemple : *Luise lebt, liebt und leidet*, devenait dans sa bouche quelque chose comme *gnuise gnebt, gniebt und gneidet*. Quelle belle langue elle aurait enseignée !

Aussi longtemps que Mlle X... a été enfant, sa prononciation fut considérée comme ravissante par ses proches parents ; et il va sans dire qu'on ne songea guère à la corriger. Devenue grande, elle comprit son infirmité, et c'est sur ses instances réitérées que sa mère se décida à consulter le médecin de la famille. Celui-ci, légèrement embarrassé par sa cliente, crut pouvoir se tirer d'affaire en affirmant que la langue n'était pas assez longue. A son avis la sage-femme aurait dû voir cela et lui couper le filet. Il recommanda d'urgence cette « petite opération de rien ». On sait pourtant que parfois elle peut revêtir une certaine gravité. La jeune fille s'y soumit. Le résultat, pour ne pas être très dommageable au point de vue de la santé, n'en fut pas moins nul, comme toujours d'ailleurs, quant au défaut considéré. La plaie guérit — le défaut de prononciation resta.

Se trouvant en présence d'un insuccès évident, le

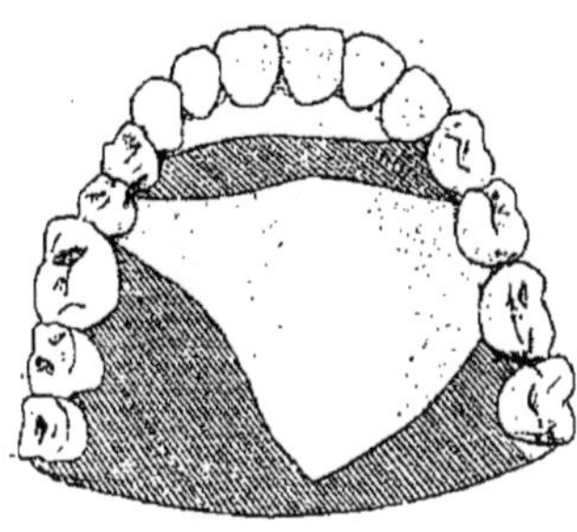

FIG. 1.

Prononciation DÉFECTUEUSE de l'*L*
(Avant le traitement).

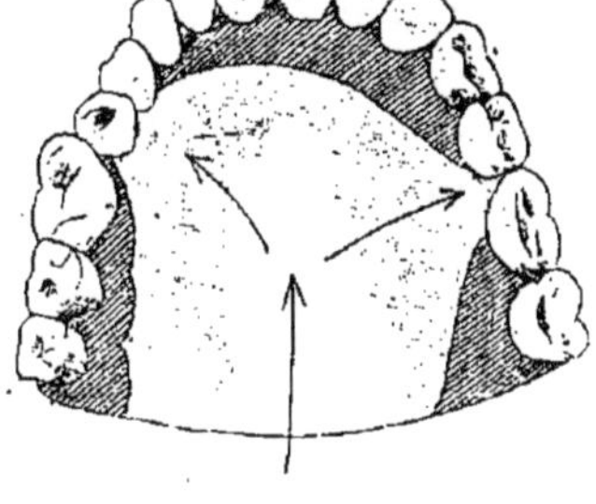

FIG. 2.

Prononciation CORRECTE de l'*L*
(Après le traitement).

Les hachures indiquent les endroits, sur le palais, où la langue a touché pendant l'émission des sons ; les flèches, la sortie du courant d'air.

praticien chercha à sauver son honneur et déclara qu'il n'y avait rien à faire si ce n'est d'attendre ; cela se corrigerait tout seul ; le cas du reste relevait de la compétence d'un de ses confrères spécialistes. Il recommanda toutefois à sa cliente de prononcer souvent et rapidement des mots contenant plusieurs *L*, tels que : *parallélogramme, parallélipipède,* etc. Il paraît qu'il tenait particulièrement à ces deux mots. — N'est-ce pas absolument comme si l'on recommandait à un aveugle de voir, à un sourd d'entendre, et à un boiteux de marcher droit ?

Encore heureux quand le médecin ne fait pas à ses clients des recommandations du genre de celle-ci : « Surtout soyez sur vos gardes ; méfiez-vous des personnes qui prétendent guérir ces défauts de langue. Ce sont là les pires charlatans. Je vous assure qu'il n'y a absolument rien à faire. »

A l'âge de 19 ans, c'est-à-dire juste huit jours avant de se présenter à nous, Mlle X... est venue consulter à Paris un spécialiste en renom pour les maladies du nez et de la gorge.

Après avoir examiné très minutieusement la bouche, le nez, et même les oreilles, il constata qu'il s'agissait d'une « *blésité* » bien prononcée et due, sans doute, à l'élévation exagérée de la voûte palatine, à moins toutefois que ce ne fût qu'une simple « *lolophobie* ».

Mais lorsque Mlle X... lui demanda ce qu'il croyait utile de faire pour corriger soit la blésité soit la lolophobie, le docteur se déclara incapable de lui prescrire aucun traitement. Il lui recommanda pourtant de s'exercer plusieurs fois par jour sur des mots et des phrases contenant beaucoup d'*L*. Et il ajouta à peu près textuellement ceci : « Maintenant, je ne voudrais pas vous empêcher d'aller voir un professeur qui s'occupe spécialement des défauts de prononciation ; cependant je ne vous cache pas qu'une amélioration me paraît tout au moins douteuse, une correction complètement impossible. » Est-ce que cela ne veut pas dire, en termes explicites : « Je n'y puis rien, il est vrai, mais surtout n'allez pas voir le professeur d'orthophonie ! »

« En sortant de chez le médecin, me dit la jeune fille, je fus désolée et vexée en même temps. Je ne pouvais me croire incurable, et je me fis le raisonnement suivant : ou j'ai une déformation des organes de la parole, ce que le spécialiste aurait dû, il me semble, voir et me dire ; et alors une opération pourrait peut-être remédier au mal. Ou bien il s'agit tout simplement d'une mauvaise habitude ; et, dans ce cas, il doit y avoir moyen de la changer et d'en acquérir une autre. »

Il nous a été très facile de constater qu'en effet les organes de la parole de Mlle X... étaient parfaits comme conformation ; seule la façon de s'en servir était défectueuse et c'est à la rectifier qu'il nous fallait nous employer.

Nous devions y parvenir avec une rapidité toute particulière. En effet, quelques minutes nous ont suffi pour la correction complète du défaut. Au cours de la troisième séance déjà (les deux premières avaient duré chacune environ quinze minutes) Mlle X... affirma que la prononciation correcte de l'*L*, aussi bien dans la conversation courante que dans ses leçons, ne lui coûtait plus qu'une très légère attention.

On s'imagine aisément combien notre élève se félicita de ne pas s'être bornée à la consultation et aux conseils vraiment peu encourageants du médecin spécialiste.

Des deux observations qu'on vient de lire et auxquelles nous pourrions ajouter un grand nombre d'expériences semblables, se détachent plusieurs faits très importants que nous voudrions relever ici d'une façon sommaire.

1° Il y a bon nombre d'enfants des deux sexes qui ne réussissent pas à vaincre toutes les difficultés qu'ils rencontrent dans l'apprentissage de la prononciation de leur langue maternelle.

2° Les parents et autres personnes, chargées de la première éducation des enfants, n'attachent pas toujours une importance suffisante à l'enseignement linguistique et encouragent souvent des prononciations vicieuses.

3° Les défauts de prononciation peuvent avoir comme cause première des anomalies organiques (végétations adénoïdes, dentition défectueuse, bec-de-lièvre, atrophie ou division du voile du palais etc.) mais, en général, ils sont dus à de mauvaises habitudes contractées pendant la seconde période de l'enfance.

4° Les défauts de prononciation, si peu accentués soient-ils, influent toujours, dans une certaine mesure, sur les conditions physiques et morales, partant sociales, des personnes qui en sont affligées.

On ne saurait donc impunément en négliger la correction.

5° Les défauts de prononciation acquis ou dus à des anomalies organiques sont tous corrigibles. Cette correction est, dans la plupart des cas, liée à un enseignement spécial.

6° L'intervention chirurgicale, utile et indispensable dans certains cas, n'entraîne pas en général et n'entraîne surtout pas forcément la guérison des défauts de prononciation.

7° Le traitement orthophonique, établi sur des bases strictement scientifiqnes (voir plus loin : méthode), assure le résultat cherché dans tous les cas, sans exception et sans distinction d'âge ou de sexe.

8° Les méthodes basées sur l'empirisme et la suggestion procurent quelquefois des améliorations passagères, mais en général elles sont plus nuisibles qu'efficaces.

II

ANALYSE DES PRINCIPAUX DÉFAUTS
DE PRONONCIATION

Zézaiement ou zozotement. — Ce défaut de pro
nonciation, certainement le plus fréquent de tous,

CORRECTION DU ZÉZAIEMENT

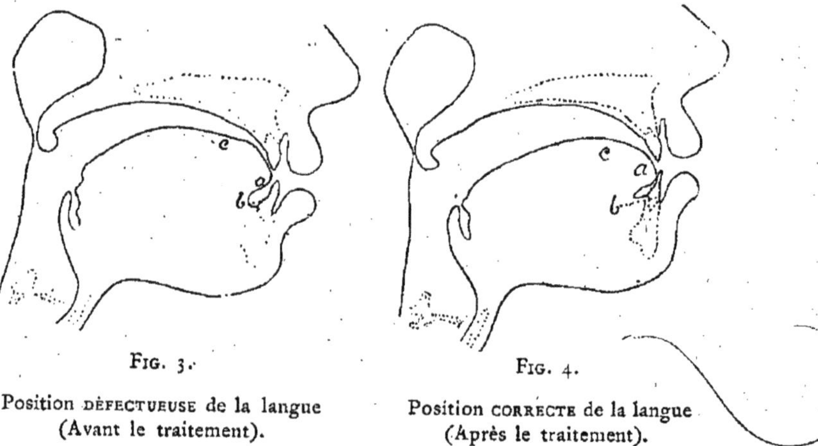

Fig. 3.

Position DÉFECTUEUSE de la langue
(Avant le traitement).

Fig. 4.

Position CORRECTE de la langue
(Après le traitement).

porte sur les deux consonnes *s* et *z*. La personne qui en
est affectée prononce ces lettres soit en mettant le
bout de la langue en contact avec le bord des incisives
supérieures soit en avançant plus ou moins la langue

entre les deux rangés d'incisives. Le son ainsi pro-
duit ressemble tout à fait au *th* prononcé par les
Anglais et ne manque pas de rendre la prononciation
du français niaise et ridicule. Cette impression n'é-
chappe à personne, si ce n'est à ceux qui zézaient: et
encore en trouve-t-on qui, tout en considérant leur
parler comme très agréable, répudient le zézaiement
des autres.

Le chlintement, chuintement ou clichement, aussi
fréquent que le *zézaiement,* est beaucoup plus désagréable à l'oreille.

N'est-ce pas affreux d'entendre dire quelque chose
comme *chles inchlenchlés chlont chlans chlouchli* pour
ces insensés sont sans souci ? Et comme cette prononciation est le plus souvent accompagnée d'une gri-
mace de la bouche, elle donne à la physionomie un
aspect inintelligent.

Ce défaut porte invariablement sur les quatre consonnes *s, z, ch* et *j,* dont la prononciation ressemble
alors le plus souvent à celle d'un *ch* ou *j* bucco-latéral
suivi d'une sorte d'*l.* Ainsi *saisissant* devient quelque
chose comme *chlaijlichlant,* et *changer* est prononcé
chlanjler. On croirait volontiers que la personne qui
chlinte a la bouche pleine de bouillie.

Ces deux défauts de prononciation, le *zézaiement* et
le *chlintement,* ne sont presque jamais dus à des défor-
mations organiques. L'épaisseur, la longueur, la lar-

geur de la langue, l'élévation de la voûte palatine, l'implantation des dents (quoiqu'en pensent certains médecins) y sont le plus souvent étrangères. Il s'agit purement et simplement d'une mauvaise habitude dont on peut se corriger en peu de temps et sans beaucoup de peine quand on connaît les vrais moyens. Mais les cailloux de Démosthènes ou les billes des professeurs de prononciation (seraient-elles en ivoire

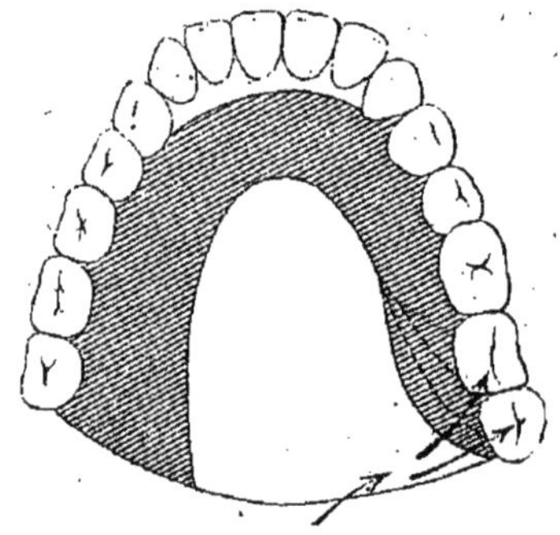

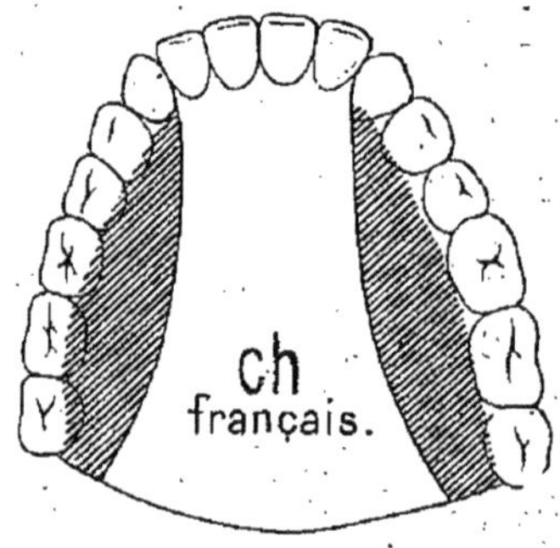

Fig. 5.

Prononciation DÉFECTUEUSE du *Ch.*
(Avant le traitement).

Fig. 6.

Prononciation CORRECTE du *Ch.*
(Après le traitement).

Les hachures indiquent la place où la langue a touché au palais.

au lieu d'être en caoutchouc !) n'ont jamais corrigé personne (Voir chap. III : méthode). Notre conviction à cet égard est basée sur l'expérience pratique.

La blésité (substitution ou omission de lettres) est très fréquente dans la prononciation des petits enfants. Très souvent elle persiste à un âge plus avancé et constitue alors un défaut de prononciation des plus désagréables.

La blésité peut indistinctement frapper tous les sons du langage. En effet, si certains enfants remplacent les *r* par des *z*, les *c* (*qu, k,*) par des *t*, les *gu* par des *d*, d'autres disent *tch* ou simplement *h* pour *k* (*c, qu*), *p* ou *b* pour *m*, *l* ou *d* pour *n*, etc., etc. Nous avons corrigé un certain nombre de petits Anglais qui prononçaient *f* au lieu de *th*.

On comprend aisément combien de telles substitutions peuvent être gênantes. Une pareille prononciation donne forcément lieu aux contresens les plus fâcheux et rend parfois la compréhension du langage absolument impossible.

Écoutez plutôt l'enfant qui dit *totonat* pour *chocolat, nina yoje* pour *lilas rose, hanaho* pour *caraco* ou *fat pan* pour *that man*, etc., etc. Est-ce facile à le comprendre ? Tous ces exemples sont tirés de notre carnet d'observations et ne présentent par conséquent rien de fictif ou d'exagéré.

Dans tous les cas de blésité (substitution ou omission de lettres) la correction est possible, et ne demande le plus souvent que très peu de temps et d'efforts.

Le nasillement ou nasonnement est un défaut de prononciation des plus désagréables que l'on rencontre aussi bien chez les enfants que chez les personnes âgées. Les médecins l'attribuent volontiers à une paralysie totale ou partielle du voile du palais et, par suite, cherchent à *réveiller* ou à *activer* cet organe par une thérapeutique appropriée.

Or le nasillement simple ne constitue que rarement un cas pathologique. Il se guérit en général très promptement par des exercices orthophoniques spéciaux.

Le bégaiement est sans contredit le plus désagréable de tous les défauts de prononciation. Il est donc naturel que de tout temps on se soit appliqué à trouver des moyens de le guérir. Malheureusement ces recherches n'ont que très rarement été couronnées de succès. Nous connaissons un certain nombre de bègues qui, après avoir suivi, à plusieurs reprises, des traitements divers, ont néanmoins continué à mal parler.

Est-ce à dire que le bégaiement soit incurable ?

Nullement, car notre expérience personnelle nous prouve le contraire. Certes, ce défaut de prononciation est bien plus difficile à corriger que tout autre, **mais il est guérissable dans la très grande majorité de cas.**

En déterminant par des procédés strictement scientifiques les causes du bégaiement, on trouve qu'elles peuvent varier avec le sujet. Il s'ensuit forcément que le traitement doit être individuel lui-aussi. Nous avons constaté que les échecs par trop fréquents dans ces tentatives sont dus à deux causes :

1° Les personnes qui prétendent corriger le bégaiement n'ont pas, en général, des connaissances psycho-physiologiques suffisantes pour déterminer chez chaque sujet, et d'une manière absolument scientifique, les causes du défaut ;

2° Ces professeurs appliquent invariablement à tous les bègues la même *méthode*, c'est-à-dire *leur méthode*, qui le plus souvent représente la généralisation d'une expérience purement empirique.

Il va sans dire que les *succès* obtenus dans de pareilles conditions sont plutôt imaginaires que réels.

Le bredouillement est un défaut de prononciation que l'on rencontre assez fréquemment. Ceux qui en sont affligés ne pensent que très rarement à s'en débarrasser.

Il ressemble beaucoup au bégaiement mais il est, en règle générale, plus facile à corriger.

Le bec-de-lièvre (division labio-palatine) est une déformation organique qui rend impossible la prononciation correcte de la plupart des sons du langage.

L'intervention chirurgicale doit dans tous les cas précéder le traitement orthophonique ; mais l'opération, quel qu'en soit le succès, n'assure presque jamais le résultat linguistique voulu. Cela s'explique aisément. Il ne suffit pas, en effet, de mettre les organes en état de pouvoir fonctionner : encore faut-il faire leur apprentissage. Or l'état des organes, même après l'opération la mieux réussie, n'est jamais tout à fait normal : la lèvre supérieure est fortement tendue et serrée contre les dents ; le palais reste généralement plus ou moins perforé ; le voile du palais est souvent trop court, la luette peut manquer complètement ou en partie. Le fonctionnement de ces organes sera donc nécessairement anormal. Voilà pourquoi après l'opération l'enseignement orthophonique s'impose.

III

MÉTHODE DE GUÉRISON

A entendre les personnes qui se piquent de corriger les défauts de prononciation — et elles sont légion — il y aurait autant de « *méthodes rationnelles et rapides* » que de professeurs ; car chacun prétend avoir la sienne et — est-il nécessaire de le dire — la seule bonne.

« La meilleure méthode à appliquer, avons-nous dit dans un de nos précédents articles, est évidemment celle qui nous permet d'atteindre promptement et sûrement le but désiré... » Les deux termes *promptement* et *sûrement* indiquent un procédé relevant d'une science positive et excluent l'empirisme et la suggestion.

En effet, comment serait-il possible de guérir avec rapidité et certitude les défauts de prononciation sans avoir étudié au préalable et jusque dans les moindres détails le mécanisme, ou pour mieux dire, la physiologie des sons du langage ainsi que l'anatomie et la physiologie des organes producteurs de ces sons. Pour savoir combien peu de ces professeurs possèdent des notions quelque peu exactes d'anatomie et surtout de

physiologie des organes de la parole, il suffit de par-
courir leurs nombreux écrits.

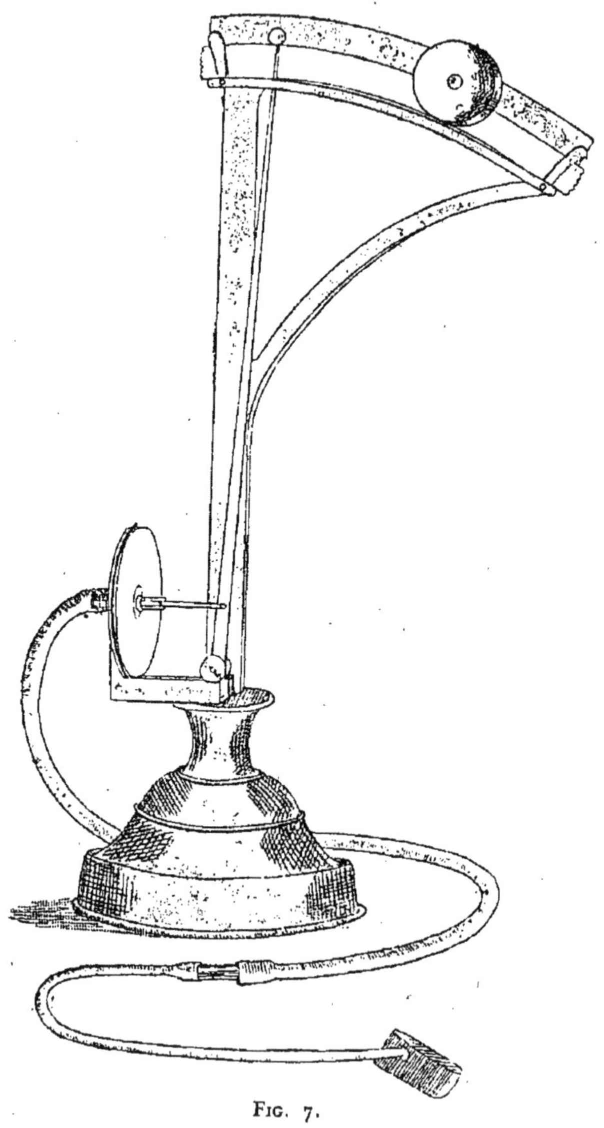

FIG. 7.

Un de nos appareils servant à contrôler partant à corriger la prononciation.

Quant aux connaissances, plus spéciales encore, de linguistique ou phonétique, on peut être docteur ès lettres, ès sciences ou même docteur en médecine, premier ténor de l'Opéra ou sociétaire de la Comédie française, sans en savoir le premier mot.

La physiologie des sons du langage est une science complète, qui demande, pour la posséder, des études spéciales, approfondies et par suite très longues.

Ces études forment l'objet principal d'une science positive dont le germe est sorti du laboratoire de M. Marey, le célèbre physiologiste du Collège de France, et qui a été cultivée tout spécialement au laboratoire de Phonétique expérimentale par le distingué linguiste, M. Rousselot, dont nous avons eu l'honneur d'être le collaborateur pendant plus de six ans.

Nous ne saurions mieux faire, nous semble-t-il, pour donner un aperçu rapide de l'objet de la phonétique expérimentale que de citer les paroles du maître :

« Il est dans les destinées des sciences vraiment vivantes de s'ouvrir sans relâche de nouveaux horizons, et de multiplier leurs moyens de recherches. La phonétique n'a pas manqué d'obéir à cette loi. Fondée dans le but d'expliquer les transformations accomplies dans le matériel acoustique des langues écrites qu'il est possible de ramener à un type commun, elle a été d'abord purement historique et ne réclamait que des bibliothèques. Mais on ne tarda pas à voir que les phénomènes anciens ne deviennent tout à fait clairs qu'à la lumière des phénomènes contemporains.

« Les langues vivantes, les patois, les variétés individuelles entrèrent donc dans le domaine de la science nouvelle. Dès lors de nouveaux procédés d'investigation furent nécessaires. L'oreille suffit d'abord aux besoins des premiers observateurs ; bientôt l'œil apporta son concours. Mais ce n'était pas assez. Une fois mis en contact avec la réalité, le phonéticien ne fut pas longtemps à sentir son impuissance dans cette lutte contre des secrets que la nature cache dans les mystères de l'infiniment petit. Il dut se faire des alliés et se chercher des auxiliaires capables de le suppléer. Il les trouva dans la méthode graphique dont M. *Marey,* son véritable créateur, a pu dire qu'elle nous donne « comme des sens nouveaux d'une précision étonnante ». Il put dès lors aborder des problèmes dont la solution lui était jusque-là interdite. Pour n'en citer que quelques-uns, *la mesure exacte de la durée des sons, leur hauteur musicale, leur intensité, le rythme que leur impose la mécanique humaine, et l'expression de la pensée, la décomposition du travail phonateur, l'action réciproque des articulations les unes sur les autres, et les rapports du timbre avec les mouvements organiques qui la produisent, la marche progressive des évolutions phonétiques depuis leurs débuts non encore sentis par l'oreille jusqu'à leurs dernières traces qui ont cessé de se faire entendre.*

« Toutes ces questions, devant lesquelles l'oreille est impuissante, forment le domaine privé de la phonétique expérimentale. »

Le phonéticien, qui ne s'occupe que de linguistique pure, peut se borner à ces connaissances. Son domaine est en réalité assez vaste. L'orthophoniste, au contraire, doit aller beaucoup plus loin. Il doit se livrer en outre à l'analyse rigoureusement scientifique des prononciations vicieuses. Par ce moyen seul il pourra se procurer tous les éléments nécessaires de comparaison. Mais les procédés varient suivant qu'il s'agit

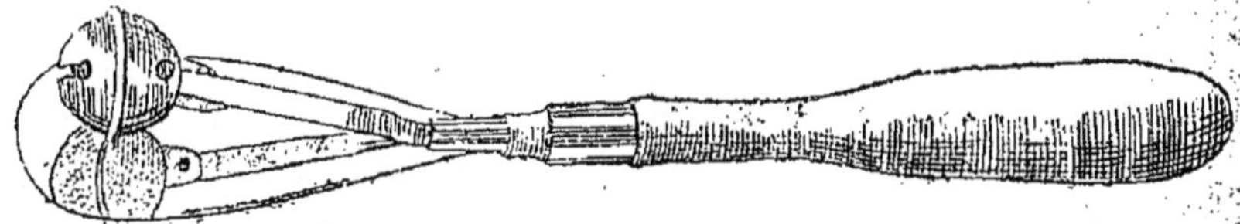

Fig. 8.

Notre « SIGNAL DU LARYNX », appareil servant à contrôler extérieurement l'action des cordes vocales pendant l'émission des voyelles et des consonnes

de recherches scientifiques ou d'applications pratiques : c'est à la découverte de ces derniers que nous nous sommes spécialement consacré pendant ces cinq dernières années, et nous avons obtenu d'importants résultats dans le domaine de l'orthophonie pratique.

Ce qui précède suffira, nous semble-t-il, pour faire comprendre que la méthode basée sur les données de la phonétique expérimentale est strictement scientifique et technique. Mais elle est aussi forcément individuelle, car un défaut de prononciation, en apparence identique chez deux sujets, s'explique souvent d'une manière complètement différente dans les deux cas. Nous avons pu constater assez fréquemment qu'un moyen excellent pour tel élève n'a été d'aucune efficacité pour tel autre, et inversement.

C'est au professeur d'être assez perspicace pour comprendre sur-le-champ et sans tâtonnement de quelle manière il fera disparaître le défaut le plus rapidement possible.

La méthode orthophonique expérimentale, basée sur la connaissance de la physiologie des organes de la parole et des sons du langage, sans jamais présenter aucun danger, est, dans la très grande majorité des cas, d'une efficacité absolue. Elle rend toute récidive impossible et présente en outre le grand avantage de ne pas « astreindre les élèves à un travail assidu et attentif pendant quinze ou vingt jours ».

La méthode **physiologique-expérimentale et pratique** employée au **Gymnase de la Voix** est approuvée par le Corps médical et recommandée spécialement par des **Professeurs de la Faculté de Médecine,** ainsi que par un grand nombre de médecins spécialistes en renom.

II. — APPAREILS INVENTÉS

A. *Appareils destinés aux recherches scientifiques :*

1. Inscripteur de la parole à membrane et à plaque, réunies et interchangeables.
2. Inscripteur de la parole à crémaillère, à membranes interchangeables
et à disques permettant de tendre et de faire varier à volonté le
champ vibratoire.
3. Explorateur du larynx à double capsule et à boutons-tendeurs.
4. Tambour-inscripteur à membrane inaltérable et à contenu atmosphérique réglable.
5. Pneumographe à soufflet avec membrane absolument inaltérable et
à contenu atmosphérique réglable.
6. Diaphragme-inscripteur du son pour phonographe à membranes
interchangeables et à tensions variables (Bréveté en France et à
l'étranger).
7. Diaphragme-reproducteur du son pour phonographe et téléphone à
membranes interchangeables et à tensions variables (Bréveté en
France et à l'étranger).
8. Explorateur des mouvements verticaux et vibratoires du larynx.

B. *Appareils destinés à l'enseignement de la prononciation.*

a) Cadran-indicateur des mouvements organiques à sonnerie et à
disques interchangeables.
b) Nouveau cadran-indicateur des mouvements organiques à sonnerie,
à disques interchangeables, à tension réglable et à membrane
absolument inaltérable.
c) Signal du larynx à timbre.
d) Signal du larynx à plaque vibrante et à grelot.
e) Signal du larynx à sonnerie électrique.
f) Guide-langue pour la correction du zézaiement.
g) Guide-langue pour la correction du clichement.
h) Nouveau guide-langue pour la correction du clichement.
i) Guide-langue pour l'enseignement des voyelles.
j) Appareil pour la gymnastique respiratoire.
k) Spiromètre-indicateur de l'émission du souffle et de la voix.
l) Appareil pour l'enseignement de l'R roulée.